AF317954

199

Te 13;
   157

QU'EST-CE QUE

L'HOMŒOPATHIE?

PAR

Le Docteur L. X. BOURGEOIS,

de Tourcoing.

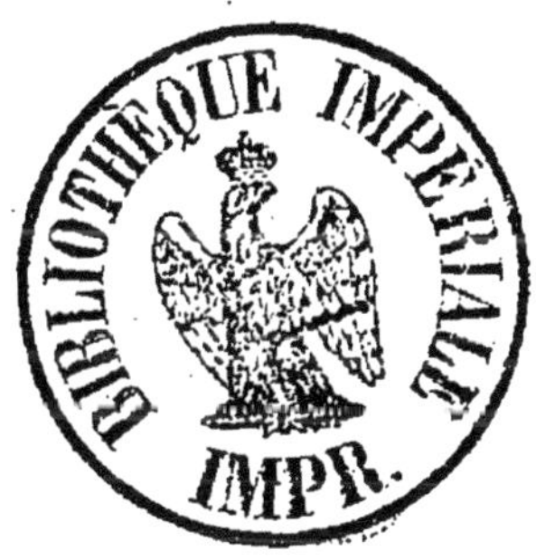

LILLE,

IMPRIMERIE DE LEFEBVRE-DUCROCQ, PLACE DU THÉÂTRE 36.

1838.

L'HOMŒOPATHIE?

I.

De la doctrine homœopathique.

L'ancienne médecine possédait quelques médicaments qui avaient le pouvoir de guérir à coup sûr certaines maladies; on leur donnait le nom de *spécifiques* : ainsi, le quinquina contre la fièvre intermittente, le mercure contre la syphilis, etc.

Tout en profitant de leurs merveilleuses propriétés, la science n'était jamais parvenue à trouver le secret de leur action curative.

Samuel HAHNEMANN, en étudiant les médicaments sur l'homme sain, reconnut que ces spécifiques, pris à l'état de santé, produisaient des *effets tout-à-fait semblables aux symptômes des maladies qu'ils avaient le pouvoir de guérir.*

Il avait trouvé là le vrai secret de la thérapeutique.

Après mille expériences, Hahnemann put poser, — comme loi éternelle et immuable de la nature, — pour la guérison des maladies par les spécifiques, le principe *similia similibus curantur*, c'est-à-dire : *Pour guérir radicalement une maladie quelconque, il faut employer un remède qui ait la propriété de produire sur l'homme en santé des effets semblables à cette maladie.*

Cette loi des semblables, base de la doctrine homœopathique, est écrite partout dans la nature; elle est si évidente qu'on est obligé d'en confesser la vérité.

Quelques faits vulgaires, connus de tous, la proclament.

Lorsqu'un membre est congelé, c'est en le frottant avec de la neige ou de l'eau froide qu'on le ramène à la vie.

Un malheureux succombe-t-il sous l'excès de la chaleur, c'est par quelques gorgées d'une boisson chaude et spiritueuse qu'on le ranime.

Si la vaccine préserve de la petite vérole, c'est parce qu'elle produit une éruption pustuleuse semblable à celle de cette dernière maladie.

Le quinquina, qui donne à l'homme sain une espèce de fièvre, a la propriété de guérir à coup sûr certaines affections fébriles.

On voit l'abus du mercure occasionner des accidents tellement semblables à ceux de la maladie qu'il guérit spécifiquement, qu'il est impossible de les distinguer les uns des autres. De même l'usage immodéré de l'iode produit l'engorgement des glandes, et ce médicament est employé avec succès contre ces mêmes engorgements.

Depuis HIPPOCRATE on s'est servi des vomitifs pour arrêter les vomissements et des purgatifs pour combattre les diarrhées rebelles.

Ainsi, l'*Homœopathie est l'art de guérir les maladies au moyen de remèdes spécifiques.*

N'abandonnant rien à l'arbitraire, elle possède une loi unique, positive, immuable, qui dirige infailliblement le praticien dans la recherche des remèdes et le conduit à un traitement plus certain, et, par là, plus efficace que celui de l'ancienne Ecole.

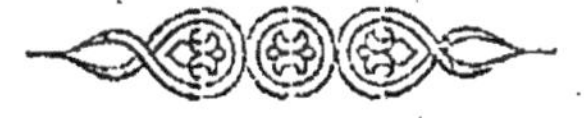

II

De l'examen du malade.

Quand l'homme tombe malade, *la force vitale*, qui anime les parties matérielles du corps et entretient toutes les fonctions dans une admirable harmonie, est, de prime abord, la seule qui ressente l'influence morbide de l'agent hostile à la vie. Viennent ensuite le trouble et le désordre dans les fonctions de l'économie.

Guérir, c'est rétablir la force vitale dans l'état normal, c'est ramener l'ordre dans l'organisme troublé.

Il faut donc que le médecin s'attache à rechercher avec soin toutes les sensations désagréables, tous les actes insolites qui constituent la maladie.

La méthode homœopathique exige que chaque malade soit examiné avec l'attention la plus minutieuse. Il ne suffit pas, comme dans l'ancienne Ecole, de diagnostiquer l'organe malade et quelques-uns des symptômes principaux; il faut, en outre, que le médecin homœopathe s'attache à déterminer tous les signes caractéristiques, toutes les circonstances accidentelles, toutes les nuances particulières de chaque cas individuel de maladie.

C'est là une condition essentielle pour le succès du traitement : plus le tableau sera exact, détaillé, expressif, plus le remède spécifique sera facile à trouver.

Il est donc nécessaire que le malade sache donner avec précision l'histoire de ses sensations, de ses souffrances, des circonstances et des conditions qui se rattachent aux symptômes.

Le médecin homœopathe doit d'abord connaître l'âge, la constitution, le genre de vie, les habitudes, les dispositions morales, les infirmités naturelles ou acquises du sujet; les maladies les plus notables qu'il a éprouvées depuis sa naissance, les affections qui sont héréditaires dans sa famille.

Puis, il doit être instruit des principales circonstances physiques ou morales qui ont pu contribuer au développement de la maladie actuelle, de son début, de sa marche, des principaux phénomènes qui ont été observés.

Cela fait, il trace le tableau de la position présente du malade d'après l'ordre suivant :

Symptômes généraux, ceux qui affectent tout le corps, fièvre, frisson, chaleur, sueurs, pouls, etc. ;

Etat des facultés morales, intellectuelles, le caractère, les sentiments, les passions ;

Signes offerts par le cerveau et la tête, sensations, douleurs ;

Signes offerts par la face, les yeux, les oreilles, etc.;

Etat des fonctions et des organes digestifs ;

Symptômes du larynx, de la poitrine et du cœur ;

Signes offerts par le dos, les reins, les membres supérieurs et inférieurs.

Quand il y a douleur, il est essentiel de bien préciser son siége, de décrire la sensation particulière qui la distingue, — si elle est lancinante, brûlante, pulsative ; de remarquer l'influence qu'exercent sur elle les diverses positions, les époques de la journée, les variations de l'atmosphère, les mouvements, le repos, la chaleur, le froid, les émotions morales.

Par rapport aux sécrétions, — telles que selles, urines, écoulements, salive, — on fera attention à la quantité, à la consistance, à l'odeur, à la couleur, à la durée, aux conditions sous lesquelles ces phénomènes apparaissent ou disparaissent.

Les symptômes moraux doivent aussi être détaillés avec le plus grand soin.

C'est à cause de tous ces détails minutieux que le médecin homœopathe est obligé de *mettre en écrit* l'histoire pathologique du malade, afin d'avoir le tableau complet des symptômes qu'il doit combattre.

III

Du choix des médicaments et des doses,

Nous savons que la loi immuable de la nature
prescrit de guérir les maladies par des remèdes qui,
pris à l'état de santé, aient la propriété de développer
des effets semblables aux symptômes de la maladie.

C'est donc sur l'homme sain que la nouvelle Ecole
a fait ses expérimentations pour découvrir les remèdes
spécifiques.

Elle a observé les phénomènes, les symptômes, les
modifications diverses que chaque substance médi-
cinale produisait, les fonctions et les organes qu'elle
affectait particulièrement.

Cela reconnu, il a été facile de déterminer les divers cas de maladie où un médicament devenait spécifique.

On le voit, la médecine homœopathique possède une méthode positive et certaine de trouver les remèdes qui doivent guérir. Il ne peut y avoir place pour le caprice, pour le système, pour les contradictions monstrueuses.

Au contraire, partout et toujours règne l'*unité*, *emblème de la vérité*.

Comme l'homœopathie emploie des remèdes spécifiques qui suffisent à eux seuls pour obtenir la guérison prompte et radicale de la plupart des affections morbides, elle n'a pas besoin d'appeler à son secours l'appareil grossier de tortures de l'ancienne médecine; elle n'emploie *ni saignées, ni sangsues, ni cautères, ni sétons, ni vésicatoires, ni révulsifs douloureux, ni tisanes nauséabondes.*

Elle a la haute sagesse de donner toujours le médicament simple et seul, sans autre mélange que celui qui peut avoir lieu avec un excipient non médicamenteux, comme le sucre de lait et l'eau pure.

Après avoir trouvé le remède convenable,—c'est-à-dire, celui dont les effets physiologiques sont le plus analogues avec les symptômes morbides,—le médecin homœopathe ne l'administre qu'à de *très-petites doses.* Il est utile d'expliquer les raisons qui le font ainsi agir.

Comme un médicament est toujours un perturbateur à l'égard de l'organisme, même en santé, il est bien juste que le praticien prudent, lorsqu'il est obligé de l'employer chez un malade, doive s'efforcer de ne le donner qu'à la plus petite dose possible.

On sait, de plus, la différence de susceptibilité fonctionnelle qui existe entre l'état de santé et celui de maladie. L'homme tombe malade, et le voilà tout-à-coup doué de la sensibilité la plus délicate : il ne peut supporter quelques cuillerées de vin, de bouillon ; le moindre bruit lui cause de vives souffrances ; la clarté du soleil le fatigue ; la plus légère odeur l'affecte péniblement.

Qu'est-ce donc pour l'individu bien portant que ce peu de boisson, ce léger bruit ? Qu'est-ce donc que ce rayon lumineux, cette fugitive odeur ?

Une telle susceptibilité prouve la nécessité de ne donner aux malades que de faibles doses de médicaments, substances qui, prises à l'état de santé, rendent toujours plus ou moins malade.

Le beau, le merveilleux de la méthode des semblables, c'est d'être arrivé, — et cela, par nécessité, — à n'employer que des doses infiniment petites, des atòmes médicamenteux.

HAHNEMANN, en administrant les remèdes spécifiques, reconnut, qu'aux doses usitées par l'ancienne médecine, ils produisaient toujours une aggravation plus ou moins forte des symptômes avant d'améliorer l'état du malade. Voulant arriver à guérir plus facilement et sans aucune secousse, il fut conduit à diminuer de plus en plus les doses et constata *que la plus minime quantité d'un remède spécifique suffisait pour guérir radicalement, promptement, agréablement — tutò, citò, jucundè.*

De là le mode tout spécial qu'il a imaginé pour préparer les médicaments dont se servent les médecins qui suivent sa doctrine.

Toutes les substances médicamenteuses, — elles sont au nombre de 250, — sont rendues solubles dans l'alcool ou l'eau distillée ; ces solutions diverses servent à imbiber des globules de sucre que l'on donne aux malades.

Ainsi, le médecin de la nouvelle École n'emploie jamais les médicaments qu'à dose infiniment petite.

L'emploi des petites doses,— quoiqu'indépendant de la loi des semblables, — en est un corollaire, une conséquence naturelle qui ne peut être détachée du principe curateur de l'homœopathie.

Cette admirable découverte de la vertu puissante des atômes médicamenteux, — qui est le beau idéal de l'art de guérir, —est pourtant un obstacle au progrès de la nouvelle médecine, tant les hommes sont imbus d'idées grossières de matérialisme.

Hommes étourdis, vous ne pouvez croire que des remèdes donnés à petites doses agissent sur l'organisme malade !

Ne savez-vous pas que la matière est divisible à l'infini ?

Qu'un grain de musc peut parfumer, pendant vingt

ans, un appartement dont l'air est renouvelé tous les jours, et cela, sans rien perdre de son poids ?

Qu'une fleur de syringa mise dans un salon peut donner la migraine à cent et cent personnes sans rien perdre de ses propriétés ?

Vous qui voulez tout peser, tout mesurer, pesez, mesurez ces deux mots qui remuent la bile, allument le courroux, et le chagrin qui dévore la vie, et le plaisir qui la ranime...

Quel est le poids de l'éclair qui tue les animaux, brise les chênes séculaires, fond les métaux et les roches ? De la lumière qui vivifie toute la nature ? De la chaleur qui nous donne les moissons ? De l'électricité qui fait tant de merveilles ?

Et ces miasmes invisibles, ces atômes pestilentiels qui engendrent le choléra, le typhus, la fièvre jaune, la variole, etc., qui promènent l'épouvante et la mort sur la terre... Vous admettez leur puissance... Qui donc connaît leurs formes ? Qui les a pesés ?

Pourquoi niez-vous la puissance des atômes, quand il s'agit de guérisons, vous qui croyez à la puissance de l'atôme qui tue ?

Peu de chose nous rend malade; peu de chose aussi nous guérit.

Du reste, la question des doses est une question d'expérience. Tous les observateurs impartiaux ont reconnu l'*efficacité incontestable des petites doses hahnemanniennes* et se sont convaincus que cette division, cette atténuation du remède développait les propriétés thérapeutiques des substances, les rendait plus propres à obtenir des guérisons promptes, douces, durables.

Si une petite dose suffit, pourquoi en employer une plus forte ?

Avec ses petites doses, la médecine homœopathique a un grand avantage : *c'est de ne jamais nuire.*

Sa rivale est loin de pouvoir en dire autant !...

IV

L'Homœopathie jugée par ses œuvres.

Il y a plus de vingt-cinq ans que, dans le
mondes, la médecine homœopathique est à l'é
Aujourd'hui, il est facile de bien apprécier se
tages, de constater ses guérisons, de juger so
cès. On l'a vue, — et tous les jours on la v
face à face avec l'ancienne Ecole, devant les ı
maladies, devant les mêmes épidémies. Eh
partout et toujours, sa supériorité a été rec
évidente et incontestable.

Pour juger la nouvelle méthode au point c
clinique, il est nécessaire de considérer deux cl

D'un côté, la facilité et la simplicité des
ments; de l'autre leurs résultats prompts et heı

Citons quelques faits de pratique journalière qui montrent la différence énorme qui existe entre les deux méthodes quant à la simplicité de la thérapeutique.

Voici un homme robuste qui, à la suite d'un refroidissement, se couche accablé de fièvre ; bientôt une maladie aigue se déclare, — fluxion de poitrine, pleurésie, rhumatisme, fièvre cérébrale, typhoïde ou autre. — L'ancienne médecine va retirer à ce malheureux, à différentes reprises, plusieurs livres de sang; elle le couvrira de vésicatoires douloureux, de sinapismes irritants; elle lui administrera des remèdes dangereux et perturbateurs, sans compter les accessoires, — cataplasmes, lavements, bains. — Si le malade guérit, il lui faudra traîner pendant de longues semaines une pénible convalescence.

Pour traiter le même cas morbide, le praticien homœopathe ne fait qu'une seule chose : il administre un *remède spécifique* et *inoffensif* à prendre en solution dans l'eau pure, par cuillerées, de temps à autre. Il ne fait que cela, et, quelques jours après, la fièvre est tombée, le malade va mieux, il est guéri et bientôt il a recouvré toutes ses forces.

Dans les hémorrhagies, les vomissements, les diarrhées, les pertes d'humeurs, toujours la même simplicité de traitement, toujours la même innocuité ; les accidents morbides cessent rapidement et la guérison survient sans secousse aucune, sans embarras aucun. Les névralgies, rhumes, maux de dents et autres indispositions légères disparaissent quelquefois presqu'instantanément à la première dose d'un remède bien choisi.

C'est surtout dans les maladies des enfants que l'on voit briller les succès les plus éclatants et les plus remarquables, tant par la facilité de la méthode curative que par la promptitude des guérisons. Les fièvres cérébrales, le croup, les convulsions, les pneumonies cèdent très-souvent et en peu de temps aux remèdes homœopathiques. Quelques globules sont mis de temps à autre sur la langue ou pris dans l'eau, et voilà tout ce qu'il y a à faire pour traitement.

Hannemann, et ses disciples, ont reconnu que que les maladies chroniques et rebelles, celles que l'ancienne médecine abandonne presque toujours comme incurables — affections nerveuses, hystérie, épilepsie, asthmes, dartres, phthisies, scrofules, tumeurs, engorgements, cancers, ulcères, etc. — ont pour cause un vice du sang originel ou acquis, une diathèse constitutionnelle que l'on ne peut détruire que par une médication appropriée, uniquement interne. C'est pour cette raison que l'homœopathie ne combat ces affections que par des médicaments pris à l'intérieur. En modifiant l'organisme, en détruisant la cause, elle guérit souvent et toujours sans danger.

Prouvons maintenant que ces traitements si simples obtiennent plus de succès que ceux de l'ancienne médecine.

Que chacun ramasse ses morts et les compte.

L'homœopathie a été pratiquée, pendant plusieurs années, par M. le docteur Tessier, dans une salle de l'hôpital Sainte-Marguerite, à Paris ; son service se composait de 100 lits. Un autre service était en même temps dirigé dans le même établissement par ses confrères allopathes, MM. Valleix et Marotte, leur service n'étant que de 99 lits.

D'après la statistique générale de cet hôpital, publiée par l'administration des hospices, MM. Valleix et Marotte eurent, pendant les trois années 1849, 1850, 1851, dans leur service, 3,724 entrants et 411 décès.

Soit, *allopathie*, 113 morts pour 1,000.

M. Tessier, durant les mêmes années, eut dans son service, 4,663 entrants et 399 décès.

Soit, *homœopathie*, 85 morts pour 1,000.

Le ministre et l'administration, à la vue de ces heureux résultats de la pratique homœopathique, engagèrent M. Tessier à poursuivre le cours de ses études *comme utiles à l'humanité*. Le succès dure encore aujourd'hui, et l'autorité lui a donné l'hôpital Beaujon pour théâtre.

A l'hôpital de Notre-Dame-du-Refuge, à Marseille, dirigé pendant huit années par l'allopathie, la mortalité a été en moyenne de 6 pour 100.

Pendant les années que le service a été confié à l'homœopathie (dr Chargé), la mortalité a diminué des deux tiers.

M. le docteur Gastier, homœopathe distingué, dirige depuis quelques années l'hospice de Thoissey.

Les administrateurs ont certifié « que depuis l'entrée en fonctions de ce médecin, le nombre des décès, relativement au nombre des maladies, avait été moindre qu'auparavant ; que les dépenses en remèdes, en frais de pharmacie, avaient été presque nulles , et que le service, devenu plus simple, plus facile, avait été sensiblement allégé. »

Dans un tableau comparatif du traitement de la pneumonie (fluxion de poitrine) par les deux méthodes rivales , M. le docteur comte de Bonneval a montré que :

Des pneumoniques traités par les évacuations sanguines, il en est mort 30 pour 100 (calculs faits dans les hôpitaux.)

Tandis que la mortalité moyenne des malades traités par l'homœopathie est de 5 pour 100 seulement (services des hôpitaux homœopathiques à Paris, Vienne, Leipsig, etc.)

D'après le docteur Peschier, de Genève, la perte moyenne des allopathes dans la fièvre typhoïde est de 15 pour 100, tandis que celle des homœopathes n'est que de 6 pour 100.

En 1832, le gouvernement bavarois chargea le docteur Roth d'aller recueillir sur les lieux les résultats du traitement homœopathique du choléra.

Le rapport de ce professeur constate :

Que dans les villes et les services hospitaliers *la médecine allopathique a perdu le tiers* de ses malades, tandis que l'*homœopathie n'en a perdu que le dixième.*

Dans les dernières épidémies de choléra, à l'hôpital homœopathique de Vienne, la mortalité fut de 32 pour 100, pendant qu'elle était de 70 dans les hôpitaux allopathiques de la même ville. L'hôpital Ste-Marguérite de Paris a donné, pour l'allopathie, une mortalité de 58 pour 100; pour l'homœopathie, 48 pour 100.

En Europe, sur 901,458 cholériques, l'allopathie en a perdu 462,581, — soit 51 pour 100 ;

L'homœopathie, sur 16,436 cholériques, en a perdu 1,448 — soit 9 pour 100.

Depuis l'introduction de l'homœopathie au Brésil, ou elle est tout-à-fait populaire, la mortalité, qui était à Rio-de-Janeiro de 7,294 en 1842 , n'était plus en 1846 que de 4,455, c'est-à-dire qu'elle a diminué de plus d'un tiers en quatre ans.

Ces heureux résultats ont étonné et ému les populations; ils ont forcé de croire à la puissance de la méthode fondée par HAHNEMANN ; ils ont attiré et converti à l'homœopathie tous les témoins impartiaux de ces œuvres merveilleuses.

Aujourd'hui, nous allons le voir, la médecine nouvelle a fait le tour du monde

Dans l'Allemagne, son berceau, elle est en ce moment la méthode dominante, sinon dans les universités, du moins dans le public. Elle a des chaires ou des hôpitaux à Vienne, à Linz, à Berlin, à Prague, à Munich, à Leipsig, à Dresde, à Darmstadt, à Gœttingue, à Iéna, à Hesse, à Weimar, à Gotha, à Munster, à

Hanôvre, à Brunswick, à Magdebourg, etc., etc., et presque tous les souverains allemands ont pour médecins des homœopathes élevés par eux à la dignité de conseillers.

En Hollande, la plupart des médecins ont adopté la doctrine d'HAHNEMANN et la pratiquent avec les plus grands succès.

En Angleterre, la reine Victoria et la reine-mère protégent l'homœopathie. Les plus hauts personnages ont fondé et patronent des dispensaires, des hôpitaux, des instituts homœopathiques. Londres a un enseignement homœopathique officiel, et un décret royal oblige la Faculté d'Edimbourg à subir des professeurs homœopathes.

En Autriche, l'homœopathie est tout-à-fait populaire. A Vienne, les médecins homœopathes sont en grande majorité. Les archiducs Jean et Maximilien, la famille Metternich, le maréchal Radetzki, le comte Guelay, etc., patronent la nouvelle doctrine qui compte des professeurs dans toutes les Facultés de l'Empire. L'empereur, sur le rapport des Chambres de Hongrie, et à la sollicitation du vice-roi, a autorisé à Prague la fondation d'un hôpital et d'une chaire d'homœopathie.

Le roi de Prusse a établi à Berlin un hôpital et un enseignement homœopathiques, et a nommé un homœopathe, le docteur Œgidi, médecin ordinaire de S. A. R. le prince de Prusse.

La Suisse et l'Italie ont vu fleurir aussi la doctrine des semblables ; en Sardaigne, une patente royale lui a été octroyée. Turin , Nice , Gênes ont des hôpitaux homœopathiques. Le duc de Lucques s'est déclaré le protecteur de l'homœopathie, et S. A. R. Louise de Bourbon, duchesse de Parme, a établi un hôpital homœopathique dans son propre palais. Un décret du roi de Naples a donné à la Société homœopathique des Deux-Siciles le titre d'Académie royale, avec droit de distribuer des diplômes.

La reine d'Espagne a pour médecin ordinaire le docteur Numez, homœopathe distingué. A la Faculté de médecine de Madrid, à la Faculté des sciences, l'homœopathie compte plusieurs professeurs parmi ses partisans.

En Russie, l'empereur Nicolas et l'impératrice ont honoré l'homœopathie de leur confiance; un frère de l'empereur avait pour médecin feu le docteur Bigel, célèbre homœopathe. La nouvelle médecine a des hôpitaux à Moscou, à Saint-Pétersbourg, à Tultschin , à Cronstadt, et dans plusieurs autres villes.

En Amérique, des missionnaires catholiques propagent l'homœopathie avec ardeur ; à New-York, à Washington, à Philadelphie, les médecins homœopathes seront bientôt en majorité, et des Facultés homœopathiques donnent des diplômes de docteur.

Enfin, l'homœopathie a pénétré en Egypte, en Perse, dans l'Inde et dans la Chine. Elle achève, à l'heure qu'il est, son tour du monde (Voir le journal le *Propagateur homœopathique*).

Nous ne disons rien de l'état actuel de l'homœopathie en France. Tout le monde sait que le clergé, l'aristocratie, la haute bourgeoisie ont mis en elle toute leur confiance. Il y a, à Paris, plus de deux cents praticiens homœopathes.

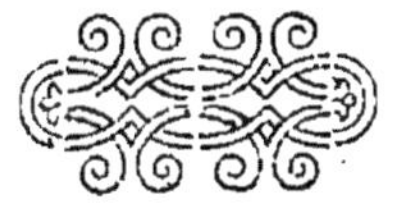

V

Du régime dans les maladies.

Comme les médicaments homœopathiques sont donnés à doses très-petites et quelquefois à de longs intervalles, il est de toute nécessité qu'aucune influence étrangère ne vienne troubler, dans l'organisme, leur action curative.

De là, la sévérité du régime dans le traitement des affections aigues et chroniques.

On doit éloigner du malade toutes les pratiques médicinales à l'usage de l'ancienne Ecole, telles que tisanes, eaux minérales, sirops, essences, emplâtres, pommades, vésicatoires.

Si ces moyens ont une action quelconque sur l'éco-nomie, ils contrarient les effets du remède spécifique. — S'ils sont innocents, leur emploi est superflu.

Dans les maladies aiguës, l'instinct du malade lui fait souvent refuser toute chose nuisible ou contraire ; c'est surtout dans les affections chroniques qu'on doit faire la plus grande attention au régime et au genre de vie, afin de ne pas entraver la guérison.

Parmi les aliments et les boissons ordinaires, il y a certaines substances qui, à cause de leurs propriétés médicinales, doivent être défendues.

En général, seront interdits :

Le café, le thé de Chine, le chocolat à la vanille ; les condiments de haut goût — cornichons, moutarde, poivre, muscade, persil, ail, oignons, ciboule ;

Plusieurs herbes à potage ou légumes — oseille, céleri, asperges, artichauts, salades, melons ;

Les acides — citrons, vinaigre ;

Les odeurs aromatiques — musc, camphre ;

Les viandes ou poissons fumés, salés, la chair des animaux trop gras ou trop jeunes ;

Les vins forts, capiteux, mousseux, les liqueurs alcooliques, le cidre.

Les personnes en traitement doivent éviter ce que l'hygiène proscrit en tout temps : le séjour dans les appartements trop chauds ou mal aérés, les veilles et les travaux prolongés, l'intempérance, les exercices passifs, les promenades en voiture, l'habitude de se coucher pour faire la méridienne, les émotions vives, la lecture des romans, le jeu passionné, etc.

On doit placer les malades dans les conditions les plus favorables à l'action des médicaments, exiger d'eux, lorsque la chose est possible, les promenades fréquentes à pied, au grand air, l'exercice régulier et modéré du corps et de l'esprit, la fréquentation d'une société gaie, les distractions, un sommeil réglé.

Quant à la nourriture, elle sera conseillée selon les forces, l'état des voies digestives, l'âge, les habitudes. Les médecins homœopathes ne sauraient approuver ces diètes sévères qui font tomber les malades dans l'inanition où ils ne vivent que de leur propre substance. Ils permettent de contenter l'appétit, lorsque l'appétit est bien réel.

Les boissons ne doivent être prises que pour calmer la soif, jamais dans un but thérapeutique. Dans les maladies aiguës, on fera usage d'eau pure, dont on ne se fatigue jamais, ou bien d'eau panée, miellée, sucrée, de décoction d'orge, de riz, de pommes, de figues, de raisins. Dans les affections chroniques, l'eau rougie de vin, la petite bière seront convenables.

De vieilles habitudes sont devenues, avec le temps, des besoins impérieux qu'on ne pourrait rompre brusquement sans qu'il y ait danger : ainsi, l'usage du café, du thé, du tabac, des liqueurs alcooliques. — C'est au médecin à agir avec prudence dans ces cas, et à commencer par obtenir une petite concession qu'il fera augmenter peu à peu.

VI.

Des passions dans les maladies.

La vie de l'homme est souvent tourmentée de violentes passions.

J'ai démontré dans un autre ouvrage (1) que les affections morales pouvaient être considérées comme causes les plus fréquentes des maladies organiques, nerveuses et mentales qui désolent l'humanité.

-----

(1) Des passions considérées dans leurs rapports avec la santé et les maladies, leur influence sur la constitution et la durée de la vie, hygiène et traitement. — In-12. — Sous presse.

Un grand nombre de médecins, étant matérialistes, ne s'occupent guère de rechercher l'influence du moral sur le physique, et cette incurie leur laisse échapper une mine riche en résultats pratiques.

En médecine homœopathique, il est nécessaire de connaître le caractère habituel des personnes avant leur maladie, d'étudier les désordres moraux qui auraient pu occasionner ou aggraver le mal, les changements que la maladie a pu amener dans les facultés de l'âme.

Et cette étude sérieuse du moral facilite d'une manière surprenante la recherche du remède spécifique, et, par là, le retour à la santé.

Mais, si le malade cache en lui une violente passion qui lui ronge secrètement l'âme en même temps qu'elle entretient le trouble et le désordre dans le corps, que peut faire la thérapéutique la plus rationnelle ?

Jamais la maladie ne cédera avant que la passion ne soit connue, combattue et déracinée du cœur.

C'est alors que, pour vaincre l'ennemi, il faut employer des moyens tout particuliers. On enlèvera les malheureuses victimes aux relations qui entretiennent et fomentent la passion; on les enverra à la campagne ou on les placera au milieu d'une compagnie gaie et paisible ; on les forcera à des exercices corporels fatigants, à des travaux d'esprit légers et amusants ; on cherchera à leur donner un ami qui prenne de l'ascendant sur eux ; et alors, les sages conseils, les pressantes sollicitations pourront avoir une influence salutaire et aider singulièrement l'action des remèdes homœopathiques employés dans ces cas.

Il appartient surtout à la Religion de relever ces hommes courbés par le malheur, abattus par le chagrin, de verser un baume salutaire dans ces cœurs ulcérés par l'envie, rongés par la jalousie. La science doit s'incliner devant cette puissance céleste qui calme les tempêtes et fait briller le phare de l'espérance au milieu de l'affreux cahos du désespoir.

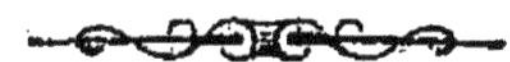

TABLE DES MATIÈRES.

FIN.

Lille. Imp. de Lefebvre-Ducrocq.